AF465668

GOUVERNEMENT GÉNÉRAL DE L'ALGÉRIE

DIRECTION DE L'INTÉRIEUR

SERVICES DE L'HYGIÈNE ET DE LA SANTÉ PUBLIQUES

RAPPORT

de la Commission chargée d'étudier

Les Mesures contre le Choléra

DANS LE DÉPARTEMENT DE CONSTANTINE

PRÉSENTÉ PAR

M. le Docteur G. BENOIT

1911-1912

ALGER
IMPRIMERIE ORIENTALE FONTANA FRÈRES
3, RUE PELISSIER, 3

1912

GOUVERNEMENT GÉNÉRAL DE L'ALGÉRIE

DIRECTION DE L'INTÉRIEUR

SERVICES DE L'HYGIÈNE ET DE LA SANTÉ PUBLIQUES

RAPPORT

de la Commission chargée d'étudier

Les Mesures contre le Choléra

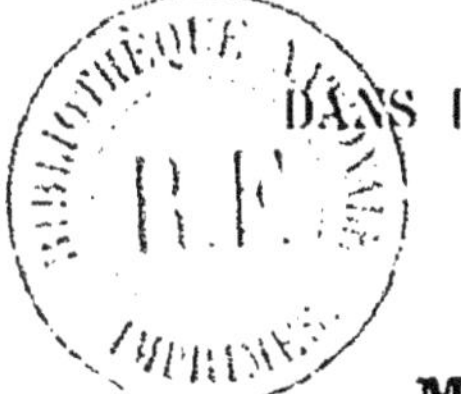

DANS LE DÉPARTEMENT DE CONSTANTINE

PRÉSENTÉ PAR

M. le Docteur G. BENOIT

1911-1912

ALGER
IMPRIMERIE ORIENTALE FONTANA FRÈRES
3, RUE PÉLISSIER, 3

1912

SOMMAIRE

CHAPITRE IV

CHAPITRE V

ANNEXE

RAPPORT

présenté au nom de la Commission envoyée par M. le Gouverneur Général

dans le département de Constantine

pour étudier les mesures à prendre en vue de la protection contre le Choléra.

Par M. le Docteur GEORGES BENOIT.

INTRODUCTION

OPÉRATIONS DE LA COMMISSION. DIVISION DU RAPPORT

OPERATIONS DE LA COMMISSION

Le 9 décembre 1911, M. le Gouverneur Général de l'Algérie décidait la nomination d'une commission « chargée de se rendre dans le département de Constantine, sur les régions limitrophes de la Tunisie, pour étudier les mesures prises ou à prendre en vue de la protection contre le choléra ».

Il désignait pour faire partie de cette commission MM. les Docteurs Soulié et Crespin, professeurs à la Faculté de Médecine ; M. le Docteur Sergent, directeur adjoint de l'Institut Pasteur d'Alger ; M. le Docteur Raynaud, directeur des Services d'Hygiène de l'Algérie ; M. le Docteur Benoit, délégué financier.

Cette décision était immédiatement portée à la connaissance de M. le Résident Général à Tunis qui, le 11 décembre, avisait M. le Gouverneur Général de l'Algérie de l'institution d'une commission spéciale dont les membres avaient pour mission d'étudier, d'un commun accord avec la Commission Algérienne, « les dispositions à prendre ou les mesures à prescrire dans l'intérêt commun de la protection de la santé publique ».

Dans deux réunions préparatoires, le lundi 11 décembre 1911 dans le cabinet de M. le Secrétaire Général du Gouvernement, le jeudi 14 décembre chez M. le Directeur des Services de l'Hygiène de l'Algérie, la Commission, désignée par M. le Gouverneur Général, prenait connaissance de tous les renseignements relatifs à la marche de l'épidémie dans la Régence et dans le département de Constantine et à l'organisation de la défense à la frontière Algéro-Tunisienne. Elle partait le 16 décembre pour le département de Constantine sans avoir pu dresser le plan de ses opérations, subordonné évidemment aux circonstances et aux résultats de son entrevue avec la Commission Tunisienne, entrevue fixée d'un commun accord à Souk-Ahras le 17 décembre.

A son arrivée au Kroubs, elle s'adjoignait, conformément aux instructions de M. le Gouverneur Général, les délégués de M. le Préfet de Constantine: M. Durand, sous-préfet de Guelma, et M. le Docteur Piquet, délégué départemental de Constantine, qui, tous deux, avaient assumé la direction effective de la défense contre le choléra, sous la haute autorité de M. Bernard, secrétaire général de la Préfecture de Constantine.

Le 17 décembre, dans l'après-midi, la Commission Algérienne prenait contact à Souk-Ahras avec les membres de la Mission Tunisienne.

Tous avaient été intimement mêlés à la lutte anticholérique qui se poursuit depuis plusieurs mois en Tunisie. C'étaient M. Livet, contrôleur civil de Souk-el-Arba, chargé de l'organisation administrative de la défense dans les contrôles de Souk-el-Arba, du Kef et de Thala ; M. le Docteur Guégan, directeur du Service Sanitaire Maritime de la Tunisie, qui, depuis le mois de juillet, protégeait la Régence contre l'importation des germes italiens ; M. le Docteur Conseil, chef du bureau d'Hygiène de Tunis, qui avait présidé à la laborieuse extinction du foyer constitué à Tunis et dans ses environs immédiats ; M. le Docteur Conor, sous-directeur de l'Institut Pasteur de Tunis, qui venait d'effectuer plusieurs centaines d'analyses bactériologiques ; MM. les Docteurs Comte et Provotelle qui, depuis plusieurs mois, parcouraient les mechtas infectées ou suspectes de la Régence ; M. Provotelle notamment. avait organisé la lutte dans la zone frontière, les contrôles de Thala, du Kef et de Souk-el-Arba, dont la situation sanitaire nous avait été signalée comme particulièrement mauvaise.

Les choix faits par le Gouvernement Tunisien étaient tout particulièrement heureux. Les membres de la Mission Algérienne n'auraient pas assurément souhaité des collaborateurs plus expérimentés et mieux qualifiés.

Le contact pris à Souk-Ahras le 17 décembre fut étroitement maintenu pendant les trois jours que vécurent côte à côte les membres des deux Commissions. L'intimité de l'existence en commun provoqua des conversations fort instructives et fort intéressantes qui amenèrent une confiance et une estime réciproques. Rapidement les deux missions n'en firent plus qu'une. Il n'y eut plus ni Algériens ni Tunisiens, mais seulement des Français uniquement désireux d'associer leurs efforts pour assurer une organisation rationnelle d'une défense efficace de l'Afrique du Nord contre le choléra. Cette conviction, faite du reste d'une saine logique, d'une observation avisée des événements et d'une sage interprétation des faits, anima vite tous les esprits que l'Algérie n'avait pas à se défendre de la Tunisie, pas plus que la Tunisie ne devait avoir à se défendre de l'Algérie, mais que toutes deux avaient à unir leurs efforts pour engager la lutte contre un ennemi commun.

C'est dans la plus étroite union que les membres de la Commission Algéro-Tunisienne etudièrent les mesures d'intérêt général à recommander à leurs Gouvernements respectifs au cours des trois conférences tenues le 17 décembre à Souk-Ahras, le 18 décembre à Tébessa, le 19 décembre au Kouif et arrêtèrent dans cette dernière réunion les termes du document enfermant les conclusions de leurs études. Ce document fut établi en deux exemplaires, chacun d'eux signé de tous les membres des deux Commissions, l'un devant être remis à M. le Gouverneur Général de l'Algérie, l'autre à M. le Résident Général de Tunis.

M. Livet et les Docteurs Comte et Provotelle avaient apporté des renseignements détaillés sur la marche de l'épidémie dans les contrôles frontières et sur les moyens de défense qui lui avaient été opposés. Le Docteur Carpanetti, médecin des épidémies de l'arrondissement de Guelma ; le Docteur Clada, maire de Souk-Ahras ; le Docteur Espérandieu, délégué sanitaire à Souk-Ahras, documentèrent la Commission lors de sa première réunion sur les faits qu'ils avaient observés à Souk-Ahras.

Le Maire de Tébessa, le Commandant Supérieur du Cercle de Tébessa, l'Administrateur de Morsott, le Médecin militaire de Tébessa, le Docteur Crinquant, médecin de colonisation de Tébessa, le Docteur Walton, délégué sanitaire à Tébessa, assistèrent à la deuxième conférence.

La Commission, désignée par M. le Gouverneur Général, estima que sa mission ne devait pas se borner à ces entrevues ou même à l'élaboration d'un plan de défense. Son enquête se fit plus précise et porta sur des points particuliers.

Elle ne pouvait évidemment songer, en raison des distances et des difficultés d'accès, à visiter les différentes stations du cordon sanitaire dont la réunion du Kouif avait décidé le maintien et même le renforcement, mais elle tint à voir le fonctionnement du poste de Ras-el-Aïoun, situé à quatre kilomètres du Kouif.

Pendant que deux de ses membres, les Docteurs Crespin et Soulié, étudiaient au point de vue sanitaire, les centres de la Meskiana et d'Aïn-Beïda, les trois autres examinaient les conditions d'assainissement de Souk-Ahras, de Tébessa, vérifiaient leurs postes de désinfection ainsi que ceux de Bône et de Philippeville, étudiaient les possibilités d'installation d'un lazaret éventuel à Guelma, à Bône et à Philippeville. Le jeudi soir, les Docteurs Raynaud, Sergent et Benoit avaient à Constantine des conférences successives avec M. le Préfet, M. Bernard, secrétaire général de la Préfecture, M. le Docteur Piquet, délégué départemental. Le vendredi, MM. Raynaud et Benoit faisaient verbalement à M. le Directeur de l'Intérieur un exposé détaillé des faits observés et un commentaire sommaire des décisions prises. Ils lui remettaient l'exemplaire destiné à M. le Gouverneur Général, du document signé au Kouif.

Les différents foyers algériens paraissent éteints ou semblent sur le point de s'éteindre, pas un seul cas de choléra n'a été constaté dans le département de Constantine pendant notre séjour. Les renseignements apportés par les membres de la Commission Tunisienne, donnent l'impression très nette que de l'autre côté de la frontière, l'épidémie est en pleine décroissance et qu'avant peu elle aura pris fin. Mais bien certainement, au printemps prochain, les différents foyers vont se réveiller en Tunisie et en Algérie. Il convient donc de préparer d'ores et déjà la lutte à venir.

DIVISION DU RAPPORT

La constatation de la situation actuelle, la prévision des événements de demain, comme aussi la rédaction des vœux élaborés en commun avec la Mission Tunisienne, tracent au rapporteur de la Commission Algérienne la tâche qu'il doit remplir. Il est inutile maintenant d'entrer dans le détail des événements qui viennent de se dérouler ou même des mesures qui ont été prises. C'est un véritable travail de synthèse qui s'impose à lui : faire l'exposé des idées générales qui doivent inspirer ceux qui auront la charge d'organiser la défense de demain, rappeler les règles précises posées par les épidémiologistes auxquelles doivent obéir ceux qui auront la direction effective de la lutte sur les différents points contaminés. Idées générales insuffisamment suivies, règles précises un peu oubliées au cours de la campagne qui se termine.

Une première partie du rapport est consacrée aux avantages de la collaboration de l'Algérie et de la Tunisie dans la lutte contre le choléra et montre comment cette collaboration peut être réalisée par la surveillance en commun des voyageurs sur le long de la frontière Algéro-Tunisienne, la création de lazarets mixtes, la fermeture et la surveillance des marchés, la communication officieuse d'agent sanitaire à agent sanitaire, de tous les renseignements de nature à intéresser la santé publique.

En pays arabe, le vibrion cholérique trouve des facilités particulières pour se propager et se disséminer. Les mesures préventives et les mesures de défense y sont difficilement applicables. Dans la seconde partie de son travail, le rapporteur s'efforcera de montrer comment on peut par l'encerclement aussi absolu que possible des points envahis et par l'action morale auprès des populations indigènes faire face aux conditions spéciales dans lesquelles se présente la défense.

Les règlements sanitaires ne seront utilement appliqués que si la lutte est organisée scientifiquement et que si l'initiative individuelle vient renforcer l'action administrative. Cette organisation scientifique de la lutte, cette collaboration de tous dans les mesures à prendre, font l'objet de la troisième partie.

La quatrième partie est relative aux mesures d'assainissement à prendre dans les villes et notamment à Souk-Ahras et à Tébessa.

La cinquième expose les difficultés d'organisation des hôpitaux d'isolement de Guelma et de Bône.

CHAPITRE I

LA COLLABORATION DE L'ALGÉRIE ET DE LA TUNISIE DANS LA DÉFENSE CONTRE LE CHOLÉRA. — L'ACTE DU KOUIF

Nécessité de la collaboration de l'Algérie et de la Tunisie.

Avant d'exposer et de commenter les principaux vœux signés par l'unanimité des membres des deux Commissions, il convient de mettre en lumière l'importance capitale de l'acte accompli.

L'opinion publique en Algérie avait la conviction que les autorités tunisiennes ne renseignaient pas exactement les autorités algériennes sur la situation sanitaire de la Régence et que même elles l'ignoraient en partie. Des rumeurs, accueillies du reste favorablement par les autorités locales, circulaient dans le département de Constantine, au sujet de l'énorme mortalité cholérique qui sévissait dans les Contrôles voisins de la frontière, abandonnés sans défense au fléau. Une conclusion s'imposait à l'esprit de beaucoup ; revenir aux pratiques médiévales et élever des barrières aussi infranchissables que possible à la frontière. Barrières illusoires en tout temps, en tout lieu, une expérience séculaire l'a appris, mais surtout illusoires en présence d'une frontière de quatre cents kilomètres, bordés de vastes espaces désertiques ou à populations très clairsemées, sans défenses naturelles, largement ouvertes aux contrebandiers et aux nombreux indigènes impérieusement appelés à la franchir par les besoins de l'existence ou l'accomplissement de leurs devoirs de famille.

La défiance appelle la défiance, aussi était-il à craindre que les Contrôles de la Régence, à l'annonce de cas de choléra dans les régions de Tébessa, Morsott, Souk-Ahras, ne fussent appelés à prendre des mesures restrictives à l'égard de tous les Algériens.

C'était de part et d'autre de la frontière la lutte dans l'inconnu, la bataille à tâtons, alors que la défense contre le choléra a pour base essentielle, la connaissance aussi complète, aussi rapide que possible de tout phénomène anormal.

Algériens et Tunisiens auraient été amenés par la force même des choses à prendre des décisions aussi inutiles que vexatoires et à négliger les seules réellement fructueuses. La vie économique aurait été profondément troublée, des règlements différents auraient été appliqués à quelques kilomètres de distance à des populations de même race, de mêmes mœurs dont les intérêts et l'existence se mêlent étroitement ; le mécontentement des indigènes aurait augmenté encore les difficultés de la situation. Et le vibrion cholérique, mal combattu, aurait poursuivi son œuvre de mort et de désolation dans les deux pays.

Une longue et cruelle expérience a, en effet, démontré jusqu'à l'évidence que toute défense efficace contre une maladie pestilentielle devait essentiellement s'inspirer des principes directeurs suivants : la confiance réciproque des autorités administratives et sanitaires des pays intéressés, la connaissance immédiate par elles de tout cas suspect ou confirmé, afin de permettre en temps utile les isolements et les désinfections nécessaires à la localisation et à l'extinction des foyers, la restriction au minimum de toutes les entraves à la vie normale, afin d'empêcher ou au moins de limiter la coalition des intérêts privés contre l'intérêt général.

La presque unanimité des membres des deux Commissions, était des médecins bien au courant des données de l'épidémiologie moderne, aussi, dans le désir de faire œuvre réellement utile, se sont-ils mis immédiatement d'accord pour demander au Gouvernement Algérien et au Gouvernement Tunisien d'entreprendre en commun la lutte contre le fléau, d'édicter et d'appliquer des mesures concordantes. Et, pour bien affirmer leur conviction, pour bien mettre en lumière la nécessité du travail en commun des deux Gouvernements, ont-il à dessein inscrit dans le document signé au Kouif, le mot inusité dans des publications officielles de « collaboration confiante et affectueuse », ce mot représentant pour eux tout un programme.

Les membres de la Commission Tunisienne voulaient même aller plus loin. Ils exprimaient le désir que les deux Commissions instituées pour l'étude des mesures à prendre contre le choléra fussent rendues permanentes pour assurer l'unité de vues et de mesures entre les deux pays pendant toute la durée de l'invasion cholérique. Mais les membres de la Commission Algérienne n'ont pas cru acquiescer à ce vœu dont la portée dépassait singulièrement leur mission.

Nécessité de l'entente absolue entre toutes les Administrations civiles et militaires.

Les Membres de la Commission Algéro-Tunisienne, après avoir affirmé que la collaboration de l'Algérie et de la Tunisie était nécessaire pour mener à bien la lutte contre l'ennemi commun, ont cru devoir réclamer à l'intérieur des deux pays, l'entente absolue de toutes les autorités civiles et de toutes les autorités militaires, la synergie de leurs efforts.

Ce vœu ne répond pas seulement à une conception théorique inspirée par l'organisation particulière de l'Algérie qui se divise en Algérie du Nord et Territoires du Sud, en communes mixtes, communes de plein exercice et territoires de commandement. Des incidents nombreux survenus au cours de la campagne anticholérique en Tunisie, la constatation des difficultés soulevées à l'occasion de l'installation des lazarets éventuels à Guelma et à Bône, montrent malheureusement qu'il est indispensable de demander la disparition de toute idée particulariste, de tout esprit de coterie, la cessation des conflits d'attributions ou de responsabilités entre les différentes administrations.

Surveillance des voyageurs le long de la frontière Algéro-Tunisienne.

La Commission Algéro-Tunisienne a exprimé le vœu :

« Que les agents sanitaires placés dans les postes désignés d'un « commun accord en temps d'épidémie par les deux Gouverne- « ments, soient chargés de surveiller la circulation des voyageurs « se rendant d'Algérie en Tunisie et de Tunisie en Algérie ;

« Qu'ils délivrent des passeports sanitaires à ceux provenant « des régions contaminés ;

« Qu'ils préviennent par les voies les plus rapides de l'arrivée « de cas suspects les autorités des pays où se rendent ces voya- « geurs ;

« Que les voyageurs puissent être autorisés à traverser la fron- « tière mais seulement dans les points munis d'agents sanitaires « chargés de délivrer des passeports et d'assurer la surveillance « des gens provenant des régions contaminées ».

C'est intentionnellement que le mot « cordon sanitaire » qui évoque des souvenirs désastreux dans l'histoire de l'épidémiologie, n'a pas été inséré dans le texte du document du Kouif, car dans l'esprit des membres de la Commission, l'organisation projetée à la frontière doit s'inspirer dans son établissement et dans son fonctionnement des principes libéraux proclamés par les dernières conférences internationales. Ils n'ont pas cru un instant que cette organisation pût arrêter à la frontière un seul porteur sain de germes ou même canaliser d'une façon absolue les voyageurs sur les points désignés, mais ils ont été frappés des nombreux avantages qu'elle pouvait présenter.

L'Arabe, pour qui le temps n'a pas de valeur et qui n'hésite pas à entreprendre des voyages d'une certaine longueur sous le plus léger prétexte, n'aime pas d'une façon générale à se soumettre à la moindre formalité administrative. Le fait seul de contraindre les voyageurs à certaines obligations viendra diminuer d'une façon notable les mouvements des deux côtés de la frontière et par suite, les chances de dispersion d'un foyer ignoré. Mais ces obligations ne sont pas suffisamment vexatoires pour devenir prohibitives et empêcher les voyages nécessaires ou seulement utiles.

L'examen aussi complet que possible des permis de voyage, la délivrance des passeports sanitaires, permettent dans une certaine mesure la suite des voyageurs indigènes toujours si difficile. Ils enrichissent la documentation indispensable.

Enfin, les inspections médicales peuvent toujours déceler quelques cas suspects.

Mais il est nécessaire que les postes échelonnés le long de la frontière soient installés de manière à faire œuvre sanitaire et non pas seulement œuvre purement administrative.

La Commission a été surprise de voir l'installation défectueuse du poste de Ras-el-Aïoun, composé d'un auxiliaire médical indigène et d'un détachement de spahis. L'auxiliaire médical n'a à sa disposition aucun désinfectant et rien n'a été prévu au sujet des déjections de malades, toujours possibles. Le bordj de la remonte dans lequel est logé le personnel du poste, contient bien des latrines, mais elles ne sauraient évidemment être utilisées par les cholériques.

Il semble indispensable que tous les postes, même les plus petits, soient pourvus au plus tôt de désinfectants en quantité suffisante, de crésylol et de chaux au moins, qui, non utilisés, pourraient toujours être employés ailleurs. Ils devraient également être munis de récipients quelconques, l'ordinaire « sottla » familière aux indigènes, par exemple, destinés à recevoir dans du crésyl les déjections et les vomissements des malades. Ces récipients seraient vidés dans un trou plein de chaux puis désinfectés au crésyl. Il s'agit là évidemment d'une organisation rudimentaire, mais elle doit exister partout, toujours prête à fonctionner à l'improviste, car c'est à l'improviste que peut se présenter l'occasion de l'utiliser. Elle répondra aux premiers besoins et pourra toujours être complétée, si la chose devient utile, par les postes plus importants, qui, en raison de leur importance, doivent être mieux et plus complètement approvisionnés.

La Commission n'avait ni la compétence voulue, ni les connaissances topographiques suffisantes, pour étudier la disposition des postes établis par le Gouvernement de l'Algérie, mais il a apparu à nos collègues de Tunisie que cette organisation serait utilement complétée par l'institution de postes intercalaires, installés par les soins du Gouvernement de la Régence.

Signalons en passant que les auxiliaires médicaux indigènes de la Tunisie, qui reçoivent à Sadiki une instruction vraiment pratique — celle que l'Algérie s'apprête à faire donner aux siens — ont été de précieux collaborateurs des médecins tunisiens dans la lutte anticholérique. Selon les indications de nos confrères, ils dirigeraient avec toute la compétence désirable, des postes secondaires.

Création de lazarets mixtes.

Tous les postes sanitaires, même les plus modestes, doivent pouvoir, le cas échéant, faire acte d'isolement, de traitement et de désinfection et se prêter en cas de besoin un mutuel appui. Mais, sur certaines routes, tout particulièrement fréquentées, où, à un moment donné, l'afflux des malades et des suspects peut être considérable, on ne saurait se contenter d'installations rudimentaires ou d'installations de fortune. Il a paru désirable aux membres de la Commission « que des lazarets mixtes soient créés et en« tretenus à frais communs selon une formule économique, adap« tée aux conditions locales, aux passages les plus fréquentés de la « frontière pour y isoler les suspects, traiter les malades et effec« tuer les désinfections nécessaires ». Sur ce point encore, la Commission s'est bornée à émettre un vœu de principe et à donner cette simple indication que toute dépense somptuaire doit être évitée dans l'établissement et dans le fonctionnement des lazarets. Elle a laissé aux deux Administrations le soin de fixer les points sur lesquels ils devaient être installés.

Fermeture et surveillance des marchés.

Les deux Gouvernements avaient ordonné la fermeture de plusieurs marchés, le Gouvernement de l'Algérie avait interdit aux Tunisiens l'entrée des nombreux marchés de la région limitrophe de la Régence. Ces mesures apportent un trouble extrême dans la vie normale des indigènes, elles provoquent souvent des perturbations économiques graves. Par suite elles excitent le mécontentement des intéressés, mécontentement se traduisant dès le début par une résistance sourde aux prescriptions hygiéniques de l'Administration et le souci de dissimuler les morbidités ou les mortalités anormales qu'il importe tant de connaître. Ce sont du reste des armes un peu aveugles qui, si elles frappent fort, ne frappent pas juste. Aussi, il semble suffisant à la Commission « que les marchés soient fermés seulement dans les localités infectées, l'accès des marchés situés en pays indemnes restant interdit aux personnes provenant de régions contaminées ».

La surveillance des marchés doit alors être plus directe, plus minutieuse, afin d'assurer cette interdiction, mais, avec un peu d'attention, elle sera certainement efficace. M. le Sous-Préfet de Guelma et M. le Contrôleur civil de Souk-el-Arba qui, tous deux, ont une longue expérience de l'Administration des indigènes, se sont pleinement associés à l'avis exprimé par la Commission et ils n'ont soulevé aucune objection lors de l'élaboration et de la rédaction de ce vœu.

Dans la crainte d'une visite toujours possible d'un porteur de germes, la Commission reconnaît « qu'il est nécessaire que tous les marchés soient pourvus de latrines désinfectées après chaque tenue ». C'est du reste là une prescription d'hygiène banale qui devrait être appliquée en tout temps, sans que la menace immédiate d'une épidémie rende nécessaire de l'édicter.

Le nettoiement, sinon la désinfection du terrain entier du marché après chaque réunion, serait très désirable, mais la Commission n'a pas osé la demander pour être plus sûre d'obtenir l'application rigoureuse de la mesure qu'elle estimait plus particulièrement indispensable. La libre décomposition des matières animales et des matières végétales ainsi laissées à l'abandon, offre de multiples inconvénients. Il favorise notamment la pullulation des mouches qui sont de très actifs propagateurs de l'infection cholérique.

Communication officieuse d'Agent sanitaire à Agent sanitaire, d'Autorités locales à Autorités locales de tous les renseignements de nature à intéresser la santé publique.

Animés par le désir de rendre aussi étroite et par suite aussi fructueuse que possible la collaboration des deux pays, les membres de la Commission Algéro-Tunisienne ont émis le vœu « que les agents sanitaires placés des deux côtés de la frontière soient invités par leurs chefs respectifs à communiquer immédiatement et directement aux agents sanitaires voisins en même temps qu'aux autorités locales tous les renseignements de nature à intéresser la santé publique (émigration d'indigènes, maladies suspectes, mortalité anormale, racontars, etc...) et que ces agents puissent, le cas échéant, se rencontrer pour s'entretenir des mesures de protection à prendre en commun, en particulier lorsqu'il s'agit de cas survenus au voisinage de cours d'eau ou de points d'eau ».

Ce vœu est d'une importance extrême, car il supprime, à proprement parler, toute frontière et sa réalisation rendra bien plus aisée la lutte contre un ennemi qui ignore toutes les divisions politiques. Les relations entre confrères, tous chargés d'une même tâche, tous solidaires les uns des autres, ne peuvent être que faciles. Elles entretiendront la confiance. Elles permettront une connaissance rapide et exacte des faits, une interprétation saine et raisonnée de la situation, la justesse et la mesure dans les décisions. L'expérience des uns profitera aux autres. Ainsi tous se trouveront mieux armés dans la lutte qui doit se poursuivre des deux côtés de la frontière dans des conditions identiques.

La vie des populations frontières se mêle étroitement. Certains groupements sont alternativement tunisiens et algériens ; les mariages mixtes sont très nombreux ; les mille petits faits de l'existence rendent les communications incessantes, mariages, enterrements, circoncisions, fêtes, nécessités d'approvisionnement, recherches du travail, etc... Les caractéristiques géographiques de la région facilitent du reste ce contact permanent, le rendent même obligatoire. De nombreux oueds assurant l'alimentation en eau potable, traversent la limite plus fictive que réelle des deux Gouvernements. L'indigène qui doit utiliser un point d'eau, le fait sans avoir le moindre souci des conventions diplomatiques.

Après la sûreté dans la décision viendra la rapidité dans l'exécution. Telle circonstance peut se présenter qui appelle des mesures immédiates. Elles seront prises sur l'heure par les diverses autorités qualifiées pour agir, sans les lenteurs inhérentes à la transmission hiérarchique et à la transmission diplomatique. Ainsi se trouveront développés l'esprit d'initiative et le sentiment des responsabilités personnelles qui sont les facteurs les plus puissants de réussite, ainsi pourront être appliquées dans les meilleures conditions les différentes instructions ordonnées par les représentants de l'Autorité Supérieure.

CHAPITRE II

LA LUTTE ANTICHOLÉRIQUE ET LES POPULATIONS INDIGÈNES

Facilités de propagation de l'épidémie.

La lutte anticholérique est tout particulièrement difficile en Algérie. Déjà dans les villes ou les villages, les règles posées par les épidémiologistes modernes et les instructions ministérielles sont difficilement applicables en raison de l'éparpillement des centres sur de vastes espaces, de l'insuffisance des moyens de communication, des installations sanitaires par trop rudimentaires, des mœurs et des habitudes des populations hétérogènes qui n'ont le plus souvent qu'un point commun, la méconnaissance absolue des données les plus élémentaires de l'hygiène individuelle et de l'hygiène sociale. Mais, en pays indigène, se trouvent accumulées toutes les conditions favorables à la création, l'extension et la dissémination des foyers cholériques, comme aussi s'y trouvent réunies toutes les difficultés pour les dépister et pour les éteindre.

Le vibrion, expulsé dans les matières fécales des cholériques, a pour véhicule ordinaire l'eau de boisson et les aliments, contaminés eux-mêmes ou ensemencés par les mains qui les portent à la bouche. Il vit dans les linges souillés, il se développe à l'aise dans le sol, surtout lorsqu'il rencontre les conditions d'humidité et d'obscurité qui lui sont favorables. L'encombrement et la promiscuité facilitent la contagion dont les mouches se font les agents très actifs.

Or, l'indigène ne se préoccupe jamais de ce que deviennent ses déjections. Il fait usage d'une eau quelconque pouvant avoir servi à des ablutions intimes ou au lavage des linges, puisée dans les oueds, les séguias, les puits dépourvus de toute protection, conservée dans des récipients sales et mal entretenus. Il consomme beaucoup d'aliments froids et de crudités exposées à toutes les souillures. Son habitation obscure, au sol en terre battue, se compose habituellement d'une unique pièce dans laquelle s'entassent pêle-mêle les membres le plus souvent nombreux de la famille.

Les soins de propreté pour son corps, ses mains, ses vêtements, son logement, n'existent à peu près pas, et il reste indifférent aux évolutions des myriades de mouches qui bourdonnent autour de lui. La coutume de laver les morts, les réunions à l'occasion des marchés, des fêtes, des pèlerinages, viennent encore augmenter les risques de contagion. Mais il faut au germe cholérique un terrain propice pour que l'infection puisse se développer. Quel meilleur terrain pour lui que les indigènes trop souvent atteints de misère physiologique ou pathologique, ravagés par la malaria, la tuberculose, la syphilis, porteurs d'une riche faune et d'une riche flore intestinales ?

L'indigène est donc une proie facile pour le choléra. C'est chez lui qu'il importe surtout de découvrir au plus tôt le premier cas, de dépister et de suivre le porteur de germes, qui ira semer au loin le vibrion. Rien n'est plus difficile malheureusement.

Difficultés des mesures préventives et des mesures de défense.

Ils vivent entre eux, constituant une société fermée, existant, pour ainsi dire, en marge de la société européenne à laquelle ils ne laissent connaître que ce qu'ils ne peuvent pas lui laisser ignorer. Leur grand souci est de maintenir l'Administration éloignée des incidents journaliers de leur existence. Vienne la maladie, la mort même, ils lui opposent une résignation absolue, une apathie complète, ne se laissant émouvoir que lorsque les cas se multiplient d'une façon inaccoutumée. Ils se déplacent avec la plus grande facilité, soit individuellement, soit par groupes ; ils vont, cheminant anonymes, à travers la brousse ou le long des pistes, et chacun d'eux peut couvrir des distances considérables jusqu'à une centaine de kilomètres dans une journée.

Et alors que l'attention de l'agent sanitaire est éveillée, les difficultés ne sont pas moins grandes, car son domaine s'étend sur des milliers et des milliers d'hectares et comprend des milliers et des milliers d'individus. Les distances à parcourir sont énormes et les communications des plus difficiles. Il faut agir loin de tout centre, par des moyens de fortune le plus souvent, avec un personnel insuffisant, inhabile puisqu'il aura été recruté au hasard des rencontres ou qu'il devra être réquisitionné sur place. Comment dès lors pouvoir compter sur les mesures d'isolement ou de désinfection habituelles et vouloir borner la lutte à leur emploi ?

Encerclement des points contaminés.

C'est en reconnaissant cette impossibilité, c'est en réfléchissant à tous les faits sommairement exposés, que la Commission Algéro-Tunisienne a déclaré « qu'il importait surtout d'encercler les douars contaminés et d'empêcher les communications avec les pays infectés ». On ne saurait prendre évidemment le mot douar au sens absolu du terme. Ces mesures restrictives ne frapperont le plus souvent, si elles sont précocement appliquées, que des portions de douars, de simples fractions ou des decherras, quand il sera possible de bien les délimiter et de les isoler suffisamment. Il faut le reconnaître, du reste, plus la surface à encercler sera restreinte et plus l'isolement sera facilement réalisable. Cet isolement doit être absolu. Aucun étranger ne devra pénétrer dans le rayon interdit, personne ne pourra en sortir. Les recherches bactériologiques et les désinfections permettront cependant d'apporter au maintien des suspects dans le périmètre dangereux, certains tempéraments utiles.

La parfaite exécution de ces mesures ne saurait présenter de difficultés sérieuses ou offrir de gros inconvénients. Le personnel nécessaire peut facilement se trouver, car il ne doit présenter d'autres aptitudes que la fidélité à la consigne donnée. Placé dans des conditions hygiéniques suffisantes, aisément réalisables, il échappera facilement à toute infection et il ne pourra devenir un agent de contagion. C'est surtout la question de dépenses qu'il faut envisager, car il faudra le plus souvent assurer la nourriture des emmurés.

Un exemple récent montre combien facilement peut être encerclé un foyer de contagion en pays indigène. En 1905, à la suite de pratiques de variolisation, trois cents cas de variole se déclarèrent dans trois décherras contiguës à la commune de l'Arba, situées à quinze kilomètres de la ville, dans une région montagneuse très peuplée. En présence de cet énorme foyer d'infection, le Préfet autorisa, sur la demande du Maire, la mise en quarantaine immédiate des trois décherras en attendant que toutes les mesures de préservation habituelle passent être prises. L'encerclement fut réalisé très facilement avec le seul personnel communal, nécessairement très restreint. Les résultats furent parfaits ; pas un seul cas de contagion ne fut signalé. Et l'on avait à lutter contre les préjugés séculaires qui règnent en pays arabe au sujet de la variole.

L'action morale sur les indigènes.

Ce serait une grosse erreur que d'attribuer à la seule obéissance aux ordres donnés la réussite de cet isolement, réussite si complète que les prohibitions édictées furent acceptées par tous avec la plus entière bonne volonté. L'action morale en fut certainement le facteur le plus puissant.

Un autre fait, tiré de l'histoire médicale de l'Arba, démontre encore plus éloquemment toute la puissance chez l'indigène de cette action morale. En 1906, trois cas de variole éclatèrent en quarante-huit heures dans une cité ouvrière ou plutôt dans une agglomération de gourbis édifiés par un spéculateur en plein centre de la ville et habitée par plus de cinquante indigènes, la plupart non vaccinés. Par la simple persuasion de l'Autorité locale, sans l'intervention de l'Autorité Préfectorale, tous ces indigènes acceptèrent d'être isolés pour tout le temps nécessaire dans un bois d'oliviers, situé aux portes de l'Arba. Ce fut avec le propriétaire européen que les vraies difficultés surgirent, pour l'amener à faire les désinfections utiles et à apporter à ses logements quelques améliorations. Chez lui l'action morale dut se transformer en véritable contrainte morale.

Cette action morale sera le meilleur auxiliaire de l'hygiéniste dans sa lutte contre le choléra en pays indigène, et elle sera le principal élément de succès dans son œuvre de préservation sociale. Trop souvent en politique générale, on a oublié que l'indigène était un grand enfant, ne l'oublions pas en politique sanitaire et soyons pour ce véritable mineur un tuteur avisé.

Ce n'est pas en édictant des défenses, en promulguant des arrêtés que l'on agira utilement. Vouloir réformer du jour au lendemain d'un trait de plume ou par des sanctions pénales, les mœurs et les habitudes, serait une vaine chimère. L'exercice exclusif de l'autorité, l'emploi prématuré de la coercition, n'auraient d'autre effet que d'amener l'indigène à se replier davantage sur lui-même, à cacher les cas suspects et les mortalités anormales, à opposer une résistance sourde et déconcertante aux prescriptions hygiéniques.

Ce grand enfant qu'est l'indigène est éminemment suggestible, très apte à saisir les leçons de choses, susceptible par conséquent de suivre les directions utiles dans une matière toute nouvelle.

Or, le choléra est pour lui une affection inconnue à propos de laquelle n'existent pas les traditions et les préjugés contre lesquels la défense antivariolique se heurte si souvent. Il faut donc parcourir les douars, causer avec leurs habitants, les préparer aux besoins et aux nécessités de la campagne qui va s'ouvrir au retour de la belle saison, s'efforcer d'y intéresser les plus intelligents et les plus influents d'entre eux. La besogne est relativement facile sur les confins de la Tunisie. Etant donnée la rapidité avec laquelle circulent les nouvelles et se généralise leur connaissance en pays musulman, nos populations frontières doivent certainement savoir et commenter mille détails de l'épidémie de la vallée de la Medjerda.

Ces faits qui leur sont déjà familiers, constituent un riche thème pour les conversations que nous voudrions voir s'engager au plus tôt et offrent une riche mine d'enseignements précieux, de suggestions fécondes, d'exemples impressionnants.

Assurément, nous ne nous exagérons pas les conséquences de semblable croisade, si bien menée qu'elle soit, et nous n'escomptons pas des transformations radicales. Une évolution suffisante ne peut être que l'œuvre du temps. Mais tels qu'ils doivent être, les résultats seront des plus appréciables. On arrivera à provoquer la confiance chez le plus grand nombre, à faire naître chez quelques-uns des collaborations précieuses.

On rendra ainsi possible l'application des prescriptions hygiéniques. Les cas suspects seront dénoncés, les mortalités anormales signalées. L'étranger qui peut apporter la contagion, le parent lui-même ou l'ami qui arrive de voyage, sera mis en suspicion et sa présence sera apprise à l'Autorité. La crainte de la propagation de la maladie, fera même abandonner momentanément certaines pratiques ou certaines habitudes, le lavage des corps, les réunions, l'usage de l'eau impure.

Deux faits relatés à la Commission par nos collègues de Tunisie sont caractéristiques. Le Docteur Comte a vu un khalifat qui, de lui-même, sans aucune instruction préalable, avait ordonné la suppression de la toilette des morts et les faisait enfermer dans des cercueils de chaux. M. Livet, le distingué contrôleur de Souk-el-Arba, nous a rapporté le salutaire exemple donné par la mort d'une vieille femme qui se refusait à boire l'eau des puits de la région, tous permanganatés. Elle exigea de l'eau de la Medjerda. Satisfaction lui fut donnée par ses proches, mais elle mourut peu après.

D'une façon générale, le permanganate fut très volontiers accepté dans les contrôles du Kef et de Souk-el-Arba où, par suite de la diffusion hydrique, l'épidémie menaçait de tourner à la pandémie. C'étaient les spahis du Contrôle qui avaient la charge de désinfecter les puits et les populations se prêtèrent de fort bonne grâce à leurs opérations, quand elles ne les demandèrent pas. C'est à cette désinfection préventive des puits que M. Livet attribue la non contamination de certains douars qui sont restés indemnes en plein territoire envahi.

CHAPITRE III

LES BASES SCIENTIFIQUES DE LA LUTTE ANTICHOLÉRIQUE. — NÉCESSITÉ D'ASSOCIER L'EFFORT INDIVIDUEL ET L'ACTION ADMINISTRATIVE

Eloges mérités par ceux qui ont dirigé la défense dans le département de Constantine.

Au cours de son enquête à Souk-Ahras et à Tébessa, la Commission a pu apprécier le zèle, l'intelligence et l'activité déployés par ceux qui avaient la charge de diriger la lutte contre l'épidémie cholérique. Elle croirait manquer à son devoir si elle ne signalait pas à l'attention de M. le Gouverneur Général la façon remarquable dont tous, fonctionnaires de l'ordre administratif ou médecins, se sont acquittés de leur tâche. MM. Bernard, secrétaire général de la Préfecture, et Durand, sous-préfet de Guelma, les Docteurs Piquet, délégué départemental de Constantine, et Carpanetti, médecin des épidémies de l'arrondissement de Guelma, ont apporté tous leurs soins à assurer la meilleure application possible des instructions ministérielles et des dispositions du décret de 1910. Les médecins sanitaires de Souk-Ahras et de Tébessa, les Docteurs Espérandieu et Valeton ont eu une conduite digne de tous les éloges : leurs confrères, les Docteurs Clada et Crinquant les ont puissamment aidés dans l'accomplissement de leur mission.

Le Service départemental d'Hygiène et de Désinfection.

La défense contre le choléra était une dure épreuve pour le Service Départemental de Constantine, surpris en pleine période d'organisation. Disons le en toute sincérité, il l'a vaillamment supportée. Et nous rapportons de notre séjour dans le département la conviction qu'il saura mettre à profit les précieux enseignements qu'il aura tirés de cette mobilisation sanitaire improvisée pour faire certaines mises au point utiles et pour effacer les légères imperfections qui se sont révélées à ce premier fonctionnement, imperfections inhérentes du reste à toute mise en train d'un organisme aussi délicat et aussi compliqué. Organisme bien délicat et bien compliqué en effet, qu'un Service Départemental de Désinfection dont l'action, à la fois médicale et administrative, doit s'appuyer tout autant sur les conquêtes de la persuasion que sur les obligations du principe d'autorité, concilier l'intérêt général bien compris et les différents intérêts particuliers, résister aux exagérations ou aux audaces des impatients comme aussi aux réserves et aux appréhensions des timorés, s'adapter à tous les milieux et à toutes les circonstances, prévoir toutes les éventualités, ne pas rester en deçà de l'œuvre à accomplir, mais aussi ne pas aller au delà, éviter une prodigalité ruineuse et une parcimonie funeste dans les dépenses à engager.

Assurément, il faut que les différents agents sanitaires possèdent en même temps l'esprit médical et l'esprit administratif, qu'ils soient à la fois des praticiens consommés et des administrateurs avisés, pour qu'ils puissent déployer toutes les qualités d'initiative et de prévoyance, d'ordre et de méthode, de réserve et de mesure, de tact et de diplomatie nécessaires au bon fonctionnement du service, indispensables même si l'on veut obtenir le maximum de rendement utile avec le minimum de sacrifices.

Les analyses bactériologiques.

Il est une critique que nous avons le devoir d'adresser d'une façon générale à tous les médecins des régions envahies ou menacées : le nombre insuffisant des prélèvements de matières fécales ou d'échantillons d'eau d'alimentation aux fins d'analyse bactériologique.

Nous avons été surpris d'apprendre qu'au 20 décembre 1911, vingt-huit analyses bactériologiques seulement avaient été faites dans tout le département. Sur ces vingt-huit analyses, une seule était relative à des eaux d'alimentation et une concernait les selles d'un cholérique convalescent. Et des foyers ont été constitués au sein d'agglomérations aussi denses que celles de la ville de Souk-Ahras ou de la Zaouïa de Tébessa.

Sur de nombreux points, pas une analyse n'a été effectuée, quelquefois même on s'est contenté d'un diagnostic rétrospectif établi après l'inhumation du cadavre. De semblables pratiques ont le grave inconvénient de retirer à la défense toute la rigueur scientifique qu'elle doit présenter.

L'œuvre de préservation à accomplir se trouve livrée à tous les hasards des impressions personnelles si les précisions du laboratoire ne viennent pas indiquer à quel moment elle doit commencer, à quel moment elle doit finir, dans quelles limites elle doit s'exercer. Les symptômes cliniques ou même les constatations anatomo-pathologiques sont insuffisants pour que l'on puisse affirmer l'existence du choléra asiatique s'ils ne sont pas appuyés sur une analyse bactériologique. Mais l'intoxication cholérique peut se traduire par des formes tellement atténuées qu'elles sont à peu près méconnaissables. Aussi, en temps d'épidémie, doit on considérer toutes les diarrhées comme suspectes et soumettre les déjections diarrhéiques à l'analyse. Il faut rechercher le vibrion cholérique dans les matières fécales de toutes les personnes, même bien portantes, qui ont été en contact direct et suivi avec des cholériques avérés, de toutes les personnes qui sont en convalescence de choléra, car les unes et les autres peuvent émettre, pendant un temps plus ou moins long d'une façon continue ou intermittente, des vibrions et assurer ainsi la persistance et la dissémination des foyers. Telles sont les règles précises qui doivent s'imposer à l'attention de tout médecin et qu'il doit mettre rigoureusement en pratique.

Nos confrères Tunisiens dans la lutte qu'ils ont eue à soutenir dans les contrôles de Thala, de Souk-el-Arba et du Kef, les ont suivies avec une telle rigueur qu'ils sont allés jusqu'à l'exhumation pour opérer le prélèvement d'une anse intestinale dans un cas où un décès suspect leur était signalé dans une mechta jusqu'alors indemne.

Ces constatations bactériologiques peuvent par contre permettre de mettre fin assez précocement à toutes les contraintes impatiemment supportées par les intéressés. Il est admis en effet que lorsque deux examens bactériologiques exécutés à 48 heures d'intervalle, n'ont pas révélé de vibrions chez un suspect ou un porteur de germes, toute suspicion doit cesser.

L'analyse bactériologique des selles n'est pas la seule qui doit être pratiquée systématiquement. L'eau d'alimentation est un agent très actif de diffusion cholérique, soit qu'elle ait été souillée en amont ou sur place, soit directement par des selles ou indirectement par des effets soumis à un lavage. Elle doit donc être examinée très fréquemment à la moindre menace d'épidémie, alors surtout qu'en Algérie, les captages et les distributions d'eau sont d'une façon générale insuffisamment protégés contre les contaminations.

Assurément, toutes ces notions sont classiques et elles sont connues de tous les praticiens. Mais l'événement montrant qu'elles ne sont mêmes pas mises à profit par les agents sanitaires, nous estimons qu'il convient de les rappeler dans des instructions très précises indiquant très exactement la manière dont les prélèvements doivent être opérés puis expédiés aux laboratoires.

Il est malheureusement impossible de songer à multiplier et surtout à improviser les laboratoires d'examen en raison des minuties et des difficultés de la recherche du vibrion cholérique. Dans le département de Constantine, c'est le laboratoire de l'Hôpital militaire de Constantine qui a la charge des analyses bactériologiques, mais dans bien des cas, l'Institut Pasteur d'Alger, si richement doté en personnel et en matériel, pourra utilement le seconder et le suppléer même, le jour où les envois de prélèvements se multiplieront. Dans de nombreuses régions, les expéditions arrivent par les trains de nuit tout aussi rapidement au laboratoire d'Alger qu'au laboratoire de Constantine.

Les déclarations des cas de choléra et des maladies cholériformes par les médecins.

Mais évidemment le prélèvement des selles suspectes est subordonné à l'obéissance des praticiens, aux stipulations de la loi du 15 février 1902 et du décret du 10 février 1903 qui font aux médecins l'obligation de déclarer tous les cas de maladies contagieuses qu'ils sont appelés à soigner. Médecins nous-mêmes, nous comprenons toutes les difficultés qui s'opposent à l'application rigoureuse des dispositions légales. Difficultés d'ordre technique, difficultés d'ordre social.

Dans une région indemne, un praticien, mis en présence de symptômes gastro-intestinaux, peut-être forme atténuée du choléra asiatique, mais le plus souvent simple accident banal, hésite devant les conséquences d'une déclaration. Il craint de ne pas agir avec assez de circonspection et de prudence en une matière aussi délicate, il a le scrupule de ne pas affoler prématurément une population et de ne pas jeter à la légère une perturbation économique grave dans toute une ville. En vain se dit-il qu'il vaut mieux faire cent déclarations inutiles que de s'exposer à laisser échapper le premier cas de choléra sur la connaissance immédiate duquel repose toute la défense. Ses hésitations ne peuvent que persister à la pensée des milliers de cas de diarrhées avec vomissement qui, chaque année, se reproduisent en Algérie, sans que le vibrion cholérique puisse être incriminé. Quel trouble grave n'aurait pas jeté dans la Colonie la déclaration de chacun des innombrables cas de symptômes cholériformes observés au cours de la dernière période estivale qui a été si rigoureuse ? Mais le médecin n'a pas à lutter seulement contre les scrupules de sa conscience professionnelle. C'est sur lui seul que fort injustement la loi de 1902 fait peser l'obligation de la déclaration des maladies contagieuses. Aussi, trop souvent, doit-il faire preuve d'un véritable courage civique, d'une abnégation absolue, pour rompre la conspiration du silence organisée, imposée, par les autorités locales, les intérêts privés et les intérêts commerciaux de la région.

Vulgarisation des connaissances épidémiologiques.

Assurément, il est bon de rappeler aux médecins les obligations que leur apporte la loi, mais il est tout aussi utile de les apprendre et de les expliquer aux populations et à tous ceux qui ont la charge des affaires publiques.

Une excellente mesure consisterait à décerner à tous les médecins, victimes des persécutions inspirées par les intérêts lésés ou l'ignorance populaire, les médailles prévues pour dévouement au cours des épidémies et à faire autour de ces récompenses la plus large publicité possible.

Toute mesure propre à vulgariser les connaissances épidémiologiques sera du reste utilement recherchée et mise en application, car si une véritable croisade sanitaire doit s'engager dans les masses indigènes, semblable effort s'impose tout autant auprès des populations européennes qui oscillent de la sécurité absolue à l'affolement le plus fâcheux. Il ne faut pas l'oublier en effet, dans la lutte contre le choléra, les règlements administratifs n'ont qu'une efficacité bien limitée, s'ils ne sont pas corroborés par les précautions individuelles. L'exemple donné tout récemment par le Sous-Directeur de l'Institut Pasteur de Paris mérite d'être compris et d'être suivi.

Metchnikoff n'a pas craint de s'adresser au grand public et de publier dans le *Je sais tout* du 15 décembre dernier, un article de vulgarisation sur le choléra asiatique.

Le sujet est trop d'actualité pour que les hiverneurs s'étonnent ou s'émeuvent de le voir traité dans les différents organes de la Presse Algérienne et pour qu'il ne tente pas les innombrables conférenciers qui, chaque semaine, réunissent dans toute l'Algérie de nombreux auditeurs. Rien de plus facile pour l'Administration que d'engager les journalistes et les conférenciers dans cette voie et d'associer à leur action les médecins de colonisation et les médecins communaux, qui seront dans leurs conversations privées les meilleurs agents de propagande.

Conférences pratiques aux médecins.

Mais pour les médecins eux-mêmes une œuvre paraît être très utile, celle que M. Calmette avait proposée l'année dernière à M. le Gouverneur Général, au cours de la séance du Conseil de perfectionnement de l'Institut Pasteur, l'organisation de conférences pratiques auxquelles seraient conviés tour à tour tous les médecins de colonisation et tous les médecins communaux de l'Algérie. Ce n'est pas que l'on puisse mettre en doute leur science et leur dévouement. Mais, à la veille de l'effort qui va leur être demandé, ils ne sauraient être trop pénétrés de l'importance du rôle social qu'ils ont à jouer dans l'œuvre de préservation de la santé publique. Ils ne sauraient non plus y être trop préparés. Ils le savent bien eux-mêmes, il est des détails de pratique, des précisions dans l'emploi des procédés de désinfection que la lecture des meilleurs auteurs n'apprend pas.

CHAPITRE IV

LA PREMIÈRE MESURE PRÉVENTIVE, L'ASSAINISSEMENT DES VILLES

Les constatations faites au cours de notre enquête nous obligent à rappeler qu'une première mesure préventive s'impose ; poursuivre au sein des différentes agglomérations la suppression ou la modification de toutes les conditions favorables à la pénétration, au développement et à la dissémination des vibrions cholériques qu'elles peuvent présenter. Pour si rigoureuse qu'elle soit, l'application des règlements sanitaires dont toutes les communes sont pourvues à l'heure actuelle, est manifestement insuffisante et sur trop de points il faudra prendre des dispositions spéciales pour obtenir un assainissement indispensable. C'est surtout l'eau potable que l'on doit songer à protéger et l'évacuation des eaux usées que l'on doit songer à surveiller, si l'on veut éviter la généralisation des épidémies. En réalité tous les cas de contagion directe ne sont que peu de chose en présence des redoutables conséquences de la diffusion hydrique. Les différentes autorités doivent apporter tous leurs soins à empêcher cette diffusion hydrique. Il parait même désirable que le concours financier de la Colonie, indispensable le plus souvent aux communes pour la construction de leurs égouts, ne soit plus accordée qu'à celles qui étudieront dans leurs projets l'épuration du sewage et la protection contre toutes les contaminations des rivières et des eaux souterraines.

Nous avons été appelés à étudier tout spécialement Souk-Ahras et Tébessa, et ces deux villes sont tout particulièrement exposées à une nouvelle invasion cholérique. Aussi attirons-nous l'attention sur leurs mauvaises conditions hygiéniques, mais bien certainement, nombreuses sont en Algérie les villes pour lesquelles des desiderata semblables pourraient être exprimés.

Assainissement de Souk-Ahras.

Entourée d'exploitations minières dont l'importance ne cesse de s'accroître, située à proximité de la frontière, la ville de Souk-Ahras a pris depuis plusieurs années un essor remarquable. Sa population augmente rapidement. De très nombreux indigènes, de nombreux étrangers, hôtes d'un jour ou habitants définitivement fixés, n'ont pas de quartier particulier et sont disséminés dans toute la ville. Cependant elle a bonne apparence et semble bien tenue. Mais il existe une cause d'insalubrité, grave en tout temps, dans cette ville où les maladies infectieuses sont fréquentes, particulièrement redoutable en ce moment. Le réseau d'égouts déverse le sewage dans deux ravins situés l'un en pleine ville, l'autre immédiatement au dessous. Tous deux vont aboutir à l'Oued-Zergua, en amont de nombreux jardins maraichers qui utilisent pour leurs irrigations, l'eau ainsi contaminée.

Les maraichers ne peuvent évidemment continuer ces pratiques déplorables, mais se borner à les leur interdire paraît être une mesure insuffisante. Elle expose du reste la Commune à de graves difficultés avec les usagers qui utilisaient les eaux de l'oued avant qu'elles ne fussent polluées par les égouts. La véritable solution est l'épuration des eaux d'égout avant leur arrivée dans la rivière. Mais c'est là une œuvre qui ne peut être réalisée que dans un avenir relativement éloigné et dès maintenant, les précautions les plus minutieuses devront être prises contre les dangers présentés par la contamination de l'Oued-Zergua.

Assainissement de Tébessa.

La ville de Tébessa comprend une population agglomérée de 6.178 personnes, dont 3.000 pour la partie intra-muros, 1,600 pour les faubourgs du Kef et de Constantine et le quartier Zigliara, 1,878 pour la ville indigène ou Zaouïa. Cette importante cité paraît vivre dans un oubli complet des lois les plus élémentaires de l'hygiène, à en juger par les observations faites par la Commission, et pourtant voici plus d'un mois que la lutte anticholérique y est engagée, dirigée avec la plus grande énergie par M. le Sous-Préfet Durand et par M. le Docteur Valeton.

Des logements trop insalubres ont été fermés ainsi que plusieurs cafés maures ou fondoucks, une organisation d'un service de balayage, l'entretien des rues et rigoles ont été prescrits, le logement dans les maisons d'habitation des animaux de basse-cour et d'étable a été interdit. Ces mesures de salubrité banale et d'autres similaires, inscrites du reste dans l'arrêté du Maire en date du 11 février 1911, portant règlement sanitaire communal, doivent être maintenues et sévèrement surveillées. Mais il est d'autres mesures, réalisables à échéance plus ou moins longue, dont l'étude et la mise à exécution le plus rapide possible, paraissent s'imposer pour modifier les conditions défectueuses d'installation de la ville et assurer la protection de ses habitants contre les maladies épidémiques.

La Zaouïa a été établie en 1857, d'après un plan dressé par l'autorité militaire, sur un plateau situé à quelques centaines de mètres de l'enceinte des remparts. Elle abriterait 1,878 indigènes, mais ce chiffre est certainement doublé pendant une partie de la semaine en raison de la tenue d'un marché très important. Tébessa se trouve en effet situé au débouché de pistes faciles sur la

Tunisie centrale et la Tunisie méridionale. Il est le chef-lieu d'une commune indigène, d'une commune mixte et d'un cercle militaire.

Les habitants de la Zaouïa pratiquent très largement le tout à la rue classique en pays indigène. Les rues, qui sont dépourvues de caniveaux ou même de rigoles, présentent de nombreuses excavations où viennent s'accumuler les détritus de toutes sortes et les eaux usées. Elles aboutissent pour la plupart par une pente très rapide au ravin au fond duquel coule l'Oued-Zerour. Vienne un orage et les eaux de pluie apportent vers la ville européenne, située en aval, toutes les souillures de la ville arabe.

L'alimentation en eau potable de cette importante population indigène n'est assurée que par une seule fontaine ne débitant que quatre litres à la minute et située au bas de la rampe très rapide qui sépare la Zaouïa de la ville européenne. A peine un litre d'eau par personne et par jour, si l'on ne tient pas compte des douze heures de nuit, et cette eau n'est acquise que par un pénible effort.

Avec les captages actuels, il est impossible, paraît-il, de songer à alimenter directement la Zaouïa en raison de son altitude ou même à installer un peu plus haut la fontaine. Il n'est même pas possible d'en augmenter le débit ou d'en établir une seconde, car le faible diamètre de la conduite, qui la dessert, ne permet pas un écoulement supérieur à 4 litres d'eau par minute.

Cette question de l'alimentation en eau potable de la Zaouïa mérite de fixer l'attention, car il paraît inadmissible que l'on continue à mesurer l'eau aussi parcimonieusement à la population indigène. Elle est malheureusement plus difficile à résoudre que la mise en bon état des rues de la Zaouïa. Quelques légers travaux de voirie, exécutés à peu de frais, suffiront à ce dernier besoin.

Mais il est un autre danger que l'installation défectueuse de la ville indigène fait courir à l'agglomération européenne. La source d'Aïn-Chla, utilisée pour l'alimentation en eau potable de Tébessa, sort en plein lit de l'oued, un peu en aval de la Zaouïa. Le fait qu'elle prend naissance dans un banc de rochers donne toute sécurité aux autorités locales. Il nous semble utile cependant de surveiller cette eau et de la soumettre à des analyses bactériologiques fréquentes.

Plus de 3,000 habitants se pressent à l'intérieur de la vieille enceinte byzantine dans des rues étroites. Les caniveaux reçoivent les eaux usées de toute nature. Seuls les bâtiments militaires possèdent une canalisation qui conduit les eaux résiduaires à l'Oued-Zerour. Un projet d'égouts est, paraît-il, à l'instruction. Il constituera une amélioration sur l'état actuel, mais cette amélioration est-elle suffisante? Les faubourgs, le quartier Zigliara et la Zaouïa ne sont pas desservis. Le sewage est jeté dans la rivière à proximité des habitations et l'on ne tient nul compte du mouvement très accentué qui pousse la Ville à s'étendre en dehors des remparts.

CHAPITRE V

LES LAZARETS ÉVENTUELS ET LES HOPITAUX D'ISOLEMENT

Partout où elle a passé, la Commission a tenu à se rendre compte des dispositions prises en vue de l'installation des lazarets éventuels et des hôpitaux d'isolement. Elle a eu le regret de constater que, d'une façon générale, les prescriptions de la circulaire gouvernementale du 22 septembre 1910 avaient été insuffisamment suivies. Dans de trop nombreuses communes, il aurait fallu recourir à des improvisations fâcheuses, si l'extension de l'épidémie avait nécessité l'ouverture d'ambulances pour y recevoir les malades et les suspects. A Tébessa, par exemple, où huit cas de choléra ont été constatés dans la ville arabe, c'est le local de la remonte qui est destiné à servir de lazaret éventuel. Or, ce local ne peut recevoir que huit malades et quinze suspects et il doit être repris par le service de la saillie dès les premiers jours du printemps.

Assurément, l'obligation ainsi imposée aux communes est pour beaucoup d'entre elles difficile à remplir en raison de certaines conditions locales, des faibles ressources des budgets ou même des conceptions erronées qu'elles se font sur ce que doivent être ces lazarets éventuels. Il paraît utile de leur rappeler qu'il s'agit surtout de déterminer les emplacements où elles pourront établir des installations provisoires, montées avec le moins de dépenses possibles, baraquements, tentes ou abris de fortune variant d'espèce avec les régions. Mais de ce que le soin d'assurer le logement des cholériques et des suspects incombe aux administrations communales, il ne s'ensuit pas que les autres administrations doivent leur refuser leur concours ou ne pas les aider dans l'accomplissement de ce devoir. On ne comprendrait pas, en effet, que l'administration hospitalière ou l'administration militaire refusassent toute entente avec les communes dans les villes où elles possèdent des lazarets tout prêts, suffisants pour recevoir tous les cholériques de l'agglomération.

L'hôpital d'isolement de Souk-Ahras.

Souk-Ahras possède un hôpital militaire et un hôpital civil. L'autorité militaire et l'autorité civile se sont mises d'accord pour évacuer les malades de l'hôpital civil sur l'hôpital militaire le jour où l'épidémie prendrait de l'extension et l'affecter entièrement aux cholériques, qu'ils soient civils ou militaires. Une aussi sage mesure n'a malheureusement pas été généralisée.

L'hôpital d'isolement de Guelma.

La ville de Guelma se heurte à des difficultés très graves pour l'installation de son lazaret éventuel, car elle est encerclée par les terrains militaires et tous les terrains propices à l'édification projetée se trouvent dans la zone interdite. Une solution bien simple s'impose à l'esprit, faire pour les cholériques ce qui est fait pour les autres malades. Il existe à Guelma un hôpital militaire qui reçoit tous les malades militaires ou civils. Pourquoi, dès lors, l'ambulance éventuelle militaire projetée, qui, paraît-il, est prête à fonctionner du jour au lendemain, n'admettrait-elle pas les cholériques civils? Les quatre médecins civils de Guelma prêteraient certainement tout le concours utile, si le personnel médical militaire se trouvait être insuffisant.

L'hôpital d'isolement de Bône.

A Bône, également, des difficultés graves sont soulevées, qu'il serait très facile de résoudre. Bône possède un hôpital magnifique dont les pavillons sont construits en amphithéâtre. Tout en haut de l'hôpital, dans une situation merveilleuse à tous les points de vue sont édifiés deux baraquements pouvant contenir quarante malades et un pavillon à deux étages pouvant en contenir soixante. Tous ces bâtiments sont inoccupés et il est question de les laisser inoccupés en cas d'invasion cholérique, alors que la ville éprouve les plus grandes difficultés pour l'installation d'un lazaret éventuel. Assurément les locaux ne sont pas prêts à recevoir immédiatement des cholériques, mais ils peuvent être très rapidement mis en état. L'eau à amener, une cuisine à installer, des grillages à poser aux fenêtres pour empêcher la dissémination du vibrion par les mouches, une porte à percer dans le mur de clôture, de manière à assurer une entrée indépendante au quartier d'hôpital réservé aux cholériques et un hôpital d'isolement, installé dans d'excellentes conditions, se trouve prêt à fonctionner. But que l'on a sans doute eu en vue le jour où ces bâtiments ont été construits.

Une objection a été faite, la proximité des casernes ou celle des autres malades, mais rien n'est plus facile à l'heure actuelle que d'assurer l'isolement absolu des cholériques, uniquement dangereux du reste par leurs selles, de façon à ne faire courir aucun risque de contagion aux voisins les plus immédiats. Une seule difficulté existe mais qui ne semble pas insurmontable, la nécessité d'emprunter le chemin de la Kasba, qui passe à une vingtaine de mètres de l'enceinte de l'hôpital et à ouvrir sur cette vingtaine de mètres une voie de communication en terrain militaire.

Le pavillon d'isolement de Philippeville.

Nous ne pouvons terminer ce rapport sans mentionner les réflexions que nous a suggérées la visite du pavillon d'isolement de l'hôpital de Philippeville. Chacune de ces pages n'est en somme qu'un appel déguisé à des dépenses immédiates, il est bon que la dernière soit un appel à l'économie ou plus exactement à un emploi judicieux des crédits.

Le pavillon d'isolement de Philippeville possède trois cabinets pour les hommes et trois pour les femmes, une salle de quatre lits pour les hommes et une salle de quatre lits pour les femmes. Il peut donc recevoir quatorze malades. On a prévu pour ces quatorze malades quatre salles de bains coûteusement aménagées. Ce nombre de baignoires paraît d'autant plus exagéré que les salles de bains sont disposées de telle sorte qu'il est impossible de les utiliser pour les traitements, à moins que le malade à baigner ne soit porté à bras par un infirmier.

Des économies auraient pu être certainement réalisées qui auraient été très utilement consacrées à l'installation de grillages aux fenêtres.

CONCLUSIONS

L'épidémie tunisienne agonise, l'épidémie algérienne est éteinte, mais il faut prévoir pour le printemps prochain, une reviviscence des foyers algériens et des foyers tunisiens. Nous devons organiser dès maintenant la défense.

Sur la frontière Algéro-Tunisienne, la lutte sera rendue plus facile par « la collaboration confiante et affectueuse » de l'Algérie et de la Tunisie, dont la nécessité a été affirmée, le programme exposé, dans le document signé au Kouif par l'unanimité des membres de la Commission nommée par le Gouvernement Général et par l'unanimité des membres de la Commission nommée par le Résident Général.

La lutte anticholérique est tout particulièrement délicate en Algérie, par suite des facilités de propagation de l'épidémie et des difficultés d'application des règlements sanitaires ou des prescriptions hygiéniques, surtout en pays indigène. Aussi est-il nécessaire d'avoir recours à des mesures spéciales, telles que l'encerclement des douars contaminés.

Mais toutes les mesures sont vaines si elles ne sont pas acceptées par l'esprit public, soutenues par les initiatives individuelles. Cette collaboration de tous à l'œuvre de l'Administration, il faut absolument l'obtenir. On l'obtiendra par l'action morale sur les indigènes, par la diffusion dans les populations des connaissances actuelles sur la prophylaxie du choléra.

Le concours le plus précieux sera celui des médecins, de tous les médecins sans exception, car le plus obscur des praticiens peut être appelé par les événements à jouer un rôle considérable. Déjà, l'année dernière, M. Calmette, prévoyant la prochaine invasion de l'Afrique du Nord, avait proposé d'instituer des conférences pratiques sur le choléra auxquelles seraient appelés tous les médecins communaux et tous les médecins de colonisation ;

maintenant que l'invasion est chose faite, la réalisation de cette excellente idée s'impose absolument.

L'exécution de ce programme de préparation morale ne doit pas faire oublier l'achèvement du programme de préparation matérielle : application des règlements sanitaires communaux et des règlements départementaux d'hygiène et de désinfection, assainissement des villes de manière à les rendre impropres à l'introduction et au développement des germes cholériques, protection de l'eau potable surtout contre toutes les contaminations, institution des lazarets éventuels et des hôpitaux d'isolement. La tâche impartie aux administrations communales est assez lourde pour qu'elle ne trouve pas auprès de toutes les autres administrations tout le concours utile et toute l'aide désirable.

Aucun détail ne doit être négligé, tout doit être prévu d'avance pour ne pas se laisser surprendre par l'ennemi et n'avoir à lui opposer que des improvisations plus ou moins efficaces.

Et quand les foyers se rallumeront, si cette véritable mobilisation sanitaire a reçu tous les soins désirables, si les déclarations des premiers cas sont fidèlement faites, si les isolements et les désinfections nécessaires sont effectués en temps utile, la défense de l'Algérie trouvera les mêmes succès que ceux qui ont couronné les efforts contre le choléra de l'Allemagne, de la Suède, de la Belgique et de la Hollande en 1908 et en 1909. Le laboratoire de l'Institut Pasteur d'Alger se déclare prêt à analyser tous les prélèvements aussi nombreux qu'ils soient qui lui seront envoyés ; le laboratoire sera le guide éclairé des agents sanitaires qui pourront sur ses indications, édicter ou faire cesser, à coup sûr, toutes les mesures commandées par les circonstances.

Mais l'esprit de solidarité le plus étroit devra présider à la lutte et les diverses administrations, civiles ou militaires, devront se rappeler le vers du fabuliste :

« Toute puissance est faible à moins que d'être unie ».

Dr G. Benoit.

ANNEXE

ACTE DU KOUIF

Djebel-Kouif, le 19 Décembre 1911.

La Commission sanitaire composée de :

MM. Durand, sous-préfet de l'arrondissement de Guelma ;
les docteurs Benoit, délégué financier ;
Raynaud, directeur des Services d'Hygiène de l'Algérie ;
Crespin, professeur d'Hygiène à la Faculté de Médecine d'Alger ;
Henri Soulié, professeur de microbiologie et de parasitologie ;
Sergent, directeur adjoint de l'Institut Pasteur d'Algérie ;
Piquet, inspecteur d'Hygiène du département de Constantine,

délégués pour l'Algérie.

Et de :

MM. Livet, contrôleur civil de Souk-el-Arba ;
les docteurs Guégan, directeur du Service Maritime de Tunisie ;
Conor, sous-directeur de l'Institut Pasteur de Tunis ;
Comte, inspecteur de l'Assistance publique de Tunisie ;
Conseil, chef du Bureau d'Hygiène de Tunis ;
Protovelle, médecin de colonisation chargé du Service des épidémies,

délégués pour la Tunisie,

après s'être réunie les 17, 18 et 19 décembre 1911 à Souk-Ahras, Tébessa et le Kouif ;

Considérant que l'idée directrice de la lutte contre le choléra repose sur les bases suivantes :

1° Le dépistage rapide de tous les cas avérés ou suspects ;
2° La déclaration immédiate de ces cas ;
3° Leur confirmation par le diagnostic bactériologique ;

4° L'isolement absolu de tous les malades avérés ou suspects ;

5° L'isolement ou la surveillance de tous ceux qui les ont approchés ;

6° La désinfection de tous les objets ayant pu être contaminés ;

7° La restriction des communications avec les régions contaminées dans les limites où elle est strictement nécessaire ;

8° La nécessité de l'entente et de la collaboration de la Tunisie, de l'Algérie du Nord et des Territoires du Sud, comme aussi des autorités civiles et des autorités militaires ;

Considérant toutefois que l'Algérie et la Tunisie sont dans des conditions particulières par suite de la mentalité et des usages de leurs habitants, de l'étendue de leurs territoires, de l'imprécision des renseignements, de la difficulté de suivre les voyageurs, etc., conditions qui nécessitent des mesures spéciales que la Science sanitaire a supprimées dans les pays plus avancés en civilisation ;

Emet les vœux suivants pour être transmis à M. le Gouverneur Général de l'Algérie et à M. le Résident Général de Tunisie :

1° Il est à souhaiter que les agents sanitaires, placés dans les postes désignés d'un commun accord en temps d'épidémie par les deux Gouvernements, soient chargés de surveiller la circulation des voyageurs se rendant d'Algérie en Tunisie et de Tunisie en Algérie ;

Qu'ils délivrent des passeports sanitaires à ceux provenant des régions contaminées ;

Qu'ils préviennent par les voies les plus rapides de l'arrivée de ces suspects les autorités des pays où se rendent ces voyageurs ;

Qu'en tout temps les médecins en résidence fixe dans les deux zones frontières soient chargés de cette mission ;

2° Que les agents sanitaires, placés des deux côtés de la frontière, soient invités, par leurs chefs respectifs, à communiquer immédiatement et directement aux agents sanitaires voisins, en même temps qu'aux autorités locales, tous les renseignements de nature à intéresser la santé publique (émigrations d'indigènes, maladies suspectes, mortalité anormale, racontars, etc.) et que ces agents puissent, le cas échéant, se rencontrer pour s'entretenir des mesures de protection à prendre en commun, en particulier lorsqu'il s'agit de cas survenus au voisinage de cours d'eau ou de points d'eau.

La communication de ces renseignements officieux ne devra cependant point entraîner de mesures exceptionnelles ;

3° La Commission est d'avis qu'en plus des mesures d'isolement et de désinfection habituellement pratiquées, il importe surtout d'encercler les douars contaminés et d'empêcher les communications avec les pays infectés, les voyageurs pouvant être autorisés à traverser la frontière, mais seulement dans les points munis d'agents sanitaires chargés de délivrer des passeports et d'assurer la surveillance des gens provenant des régions contaminées ;

4° Il semble suffisant que les marchés soient fermés seulement dans les localités infectées ; l'accès des marchés situés en pays indemnes restant interdit aux personnes provenant de régions contaminées. Il est nécessaire que tous ces marchés soient pourvus de latrines, désinfectées après chaque tenue ;

5° Le diagnostic bactériologique pouvant souvent permettre seul de poser un diagnostic précis des premières manifestations, surtout en présence de cas atypiques, il devra être recommandé de multiplier les prélèvements partout où l'on pourrait suspecter la présence de cholériques ou de porteurs de germes.

Une région ne pourra être considérée comme indemne qu'après une période de quinze jours sans nouveau cas ou à la suite de deux examens bactériologiques négatifs ;

6° Il est à désirer que des lazarets mixtes soient créés et entretenus à frais communs, selon une formule économique, adaptée aux conditions locales, aux passages les plus fréquentés de la frontière pour y isoler les suspects, traiter les malades et effectuer les désinfections nécessaires.

Les membres de la Commission, convaincus de l'utilité, de la nécessité même du travail en commun des deux Gouvernements, attendant les plus heureux résultats de leur réunion pour la protection de la santé publique et la facile exécution des mesures d'intérêt général, souhaitent, qu'à l'avenir, subsiste cette collaboration confiante et affectueuse pour la lutte contre toutes les maladies à allure épidémique, en particulier le choléra, la peste, le typhus, la variole ;

Que les médecins chargés du Service Sanitaire dans les deux Gouvernements soient autorisés à renseigner officieusement leurs collègues dès les premières manifestations suspectes, sans que cette communication entraîne des mesures prohibitives, ces mesures restant liées à la déclaration officielle ;

Qu'afin de permettre l'étude en commun et d'assurer l'unité d'action pour toute question intéressant l'hygiène générale ou la protection de la santé publique dans l'Afrique du Nord, les deux Gouvernements provoquent de nouvelles réunions de leurs hygiénistes, chaque fois qu'un problème grave sera soulevé.

Ont signé : les Membres de la Commission.

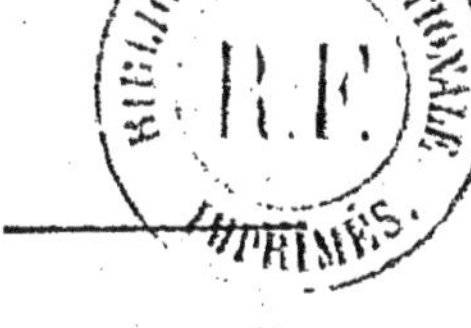

ALGER — IMPRIMERIE ORIENTALE FONTANA FRÈRES, 3, RUE PELISSIER. — 3-1912

www.ingramcontent.com/pod-product-compliance
Ingram Content Group UK Ltd.
Pitfield, Milton Keynes, MK11 3LW, UK
UKHW012118240726
13965UKWH00005B/1838

9 782013 542586